DEUXIÈME CONGRÈS NATIONAL D'ASSISTANCE

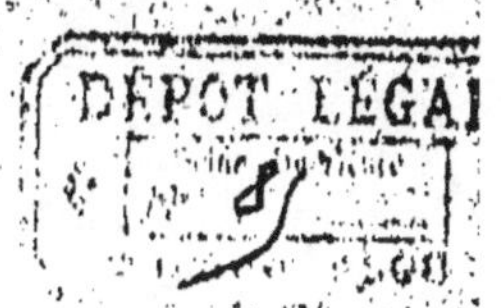

DU CALCUL DE LA MORTALITÉ DES ENFANTS PLACÉS EN NOURRICE

Par M. L. GILLES

Commis du bureau d'hygiène et de protection des enfants du premier âge, Rouen.

ROUEN

IMPRIMERIE CAGNIARD (LÉON GY, SUCCESSEUR)

1898

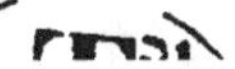

DU CALCUL DE LA MORTALITÉ

DES ENFANTS PLACÉS EN NOURRICE

DEUXIÈME CONGRÈS NATIONAL D'ASSISTANCE

DU

CALCUL DE LA MORTALITÉ

DES ENFANTS PLACÉS EN NOURRICE

Par M. L. GILLES

Commis du bureau d'hygiène et de protection des enfants du premier âge, Rouen.

ROUEN

IMPRIMERIE CAGNIARD (LÉON GY, SUCCESSEUR)

1898

DU CALCUL DE LA MORTALITÉ

DES ENFANTS PLACÉS EN NOURRICE

Par M. L. GILLES

Commis du bureau d'hygiène et de protection des enfants du premier âge, Rouen.

Cette étude est limitée à un point précis : « La théorie de la statistique de la mortalité des nourrissons. »

Cette théorie est, croyons-nous, absolument nouvelle, et, est-il besoin de l'ajouter, nous ne l'exposerions pas si elle ne nous paraissait pas conduire à une méthode préférable aux procédés jusqu'alors appliqués à l'établissement de la statistique de la mortalité des nourrissons.

Nous avons rigoureusement circonscrit notre étude à la statistique des nourrissons, mais il n'est pas impossible que cette théorie puisse se prêter à d'autres applications.

Appelé par notre emploi à établir journellement des statistiques et chargé tout spécialement du service de la protection de l'enfance, nous avons été surpris de constater que les proportions de mortalité établies par catégories d'âge sur les enfants placés en nourrice, donnaient des résultats contraires à ceux qui sont démontrés par la science et même par le simple bon sens.

C'est ainsi que nous constations tous les ans que la proportion de la mortalité pour les enfants placés en nourrice était plus élevée dans la période d'âge de 3 à 6 mois que dans celle de 0 à 3 mois.

En décomposant cette période trimestrielle par catégories d'âge mensuelles, on trouvait également des résultats ne se rapportant pas avec les données connues et tout à fait absurdes.

C'est ainsi que la proportion de la mortalité des nourrissons, calculée par catégories d'âge mensuelles, donne par exemple :

Pour les enfants de	3 à 4 mois :	24	pour cent.
—	4 à 5 —	41	—
—	5 à 6 —	25	—
—	6 à 7 —	42	—

Enfin, nous avons constaté, dans le courant d'un exercice, une proportion impossible à établir : celle d'un décès d'enfant dans la catégorie d'âge mensuelle de 23 à 24 mois, où dans cette catégorie d'âge aucun enfant n'était inscrit.

Dans la pratique, ces erreurs se trouvent noyées dans la quantité des éléments et, plus les chiffres sont élevés, moins l'erreur est apparente; mais, quand on arrive à établir qu'un décès a été constaté dans une catégorie d'âge où aucun enfant n'a été inscrit, on est obsédé par l'envie de s'expliquer ce phénomène.

Les statistiques du service de la protection de l'enfance s'établissent généralement ainsi :

On inscrit, d'une part, le nombre de nourrissons placés dans la catégorie de leur âge au moment de leur placement; et, d'autre part, le nombre de décès dans la catégorie d'âge des enfants au moment de leur décès.

C'est là qu'est la faute.

Nous savons que les enfants soumis à la surveillance légale le sont jusqu'à l'âge de 2 ans; mais, pour simplifier la théorie, nous n'agirons comme exemples que sur les 12 catégories d'âge mensuelles d'une année.

Au lieu de prendre une grande quantité de chiffres, prenons l'unité pour commencer et supposons-nous au mois de janvier et au début du fonctionnement du service de la protection.

On déclare placer en nourrice, le 8 janvier, un enfant né le 3 janvier; cet enfant est inscrit sur les registres officiels avec le n° 1 et placé naturellement dans la catégorie d'âge de 0 à 1 mois, puisqu'il n'a que cinq jours.

Maintenant, pour faciliter la démonstration, supposons également qu'il n'ait pas été placé d'autres nourrissons dans le service pendant le reste de l'année et que notre unique nourrisson ait vécu toute l'année.

Nous aurons donc comme résultat annuel un enfant de moins d'un mois placé en nourrice.

Or, si on établit la statistique par âge des nourrissons placés pendant l'année, on aura un enfant de moins d'un mois resté dans le service pendant 12 mois ; mais cet enfant ne peut rester un an à l'âge d'un mois. Cette réflexion est tellement vraie qu'elle paraît enfantine, et pourtant il faut la faire puisque de là découle toute notre méthode.

Donc, pour être logique, il faut tenir compte que cet enfant change d'âge tous les mois (il change tous les jours évidemment), mais puisque nous ne prenons que la période mensuelle, il change donc tous les mois.

Au mois de février, cet enfant sera âgé de 1 à 2 mois; au mois de mars, de 2 à 3 mois, et ainsi de suite jusqu'au mois de décembre, où il sera âgé de 11 à 12 mois.

Nous ne pensons pas qu'aucune contradiction puisse s'élever à ce sujet, et nous allons présenter dans le tableau suivant la situation d'âge de cet enfant pendant sa première année de placement.

Nous indiquons par le chiffre ordinaire 1 le placement de l'enfant dans la catégorie d'âge au moment de son inscription, et, par le chiffre romain I, tous ses passages dans les catégories d'âge mensuelles qu'il aura traversées pour atteindre son douzième mois.

MOIS	CATÉGORIES D'AGE											
	0 à 1 mois.	1 à 2 mois.	2 à 3 mois.	3 à 4 mois.	4 à 5 mois.	5 à 6 mois.	6 à 7 mois.	7 à 8 mois.	8 à 9 mois.	9 à 10 mois.	10 à 11 mois.	11 à 12 mois.
Janvier	1											
Février	...	I										
Mars	...	...	I									
Avril	...	...	...	I								
Mai	...	...	...	...	I							
Juin	...	...	...	...	...	I						
Juillet	...	...	...	...	...	...	I					
Août	...	...	...	...	...	...	...	I				
Septembre	...	...	...	...	...	...	...	...	I			
Octobre	...	...	...	...	...	...	...	...	...	I		
Novembre	...	...	...	...	...	...	...	...	...	...	I	
Décembre	...	...	...	...	...	...	...	...	...	...	...	I

En admettant, comme nous l'avons dit en commençant, que ce nourrisson ait vécu et qu'il ait été seul inscrit dans le service, nous avons eu pendant l'année :

1 enfant inscrit (et entré bien entendu)	de	0	à	1	mois
1 entrée d'enfant	de	1	à	2	—
1 —	de	2	à	3	—
1 —	de	3	à	4	—
1 —	de	4	à	5	—
1 —	de	5	à	6	—
1 —	de	6	à	7	—
1 —	de	7	à	8	—
1 —	de	8	à	9	—
1 —	de	9	à	10	—
1 —	de	10	à	11	—
1 —	de	11	à	12	—

Nous nous trouvons donc avoir, non pas 12 enfants surveillés, mais un enfant inscrit et ayant donné lieu à 12 entrées : la sienne d'abord ou moment de son inscription et les 11 autres dans les catégories d'âge qu'il a traversées.

Nous le répétons, dans ce premier exemple, l'enfant a vécu pendant les douze mois.

Supposons (et c'est ce que l'on fait actuellement), supposons que nous ayions laissé notre enfant inscrit toute l'année comme âgé de 0 à 1 mois et qu'il vienne à décéder par exemple le 18 août. A cette époque, il se trouve âgé de 7 mois, puisque nous savons qu'il est entré le 8 janvier.

Son décès, il n'y a pas à en douter, doit être inscrit dans la catégorie d'âge de 7 à 8 mois ; mais lui, l'enfant, si on l'a toujours laissé dans sa colonne d'âge d'inscription de 0 à 1 mois, on se trouve en présence du fait suivant :

Enfants inscrits de 0 à 1 mois.	1
Enfants décédés de 0 à 1 mois.	0
Enfants inscrits de 7 à 8 mois.	0
Enfants décédés de 7 à 8 mois.	1

Donc, 1 décès dans une catégorie d'âge où il n'a pas existé d'enfants, et par suite une proportion impossible à établir.

Il est vrai que dans l'ensemble, si on demande :

Combien d'enfants surveillés ? on répond 1.

Combien de décès d'enfants ? on répond *1*.

Dans ce cas d'ensemble, on ne peut s'apercevoir de l'anomalie, mais elle existe toujours et fausse toujours la statistique par catégories d'âge.

Le mal, ou pour mieux dire, l'erreur, est trouvée : il s'agit d'apporter le remède ou le travail nécessaire pour rétablir les choses dans leur ordre logique.

Tout le monde répondra avec nous que la solution est bien simple. Il n'y a qu'à faire entrer tous les enfants inscrits au fur et à mesure de leur passage dans leur catégorie d'âge effective.

Cette solution est parfaitement juste, mais à la condition d'avoir soin de ne pas faire passer dans les catégories d'âge suivantes tout enfant qui aura été l'objet d'un retrait dans une catégorie d'âge quelconque, autrement on renverserait l'erreur, c'est-à-dire qu'au lieu d'avoir à constater un décès d'enfant dans une catégorie d'âge où il n'en est pas entré, on pourrait avoir une ou plusieurs entrées d'enfants dans une ou plusieurs catégories d'âge postérieures à son décès ou à son retrait.

Reprenons encore notre exemple de l'enfant entré dans le service au mois de janvier et âgé de 0 à 1 mois, puis décédé au mois d'août à l'âge de 7 à 8 mois.

Nous aurons :

MOIS	CATÉGORIES D'AGE											
	0 à 1 mois.	1 à 2 mois.	2 à 3 mois.	3 à 4 mois.	4 à 5 mois.	5 à 6 mois.	6 à 7 mois.	7 à 8 mois.	8 à 9 mois.	9 à 10 mois.	10 à 11 mois.	11 à 12 mois.
Janvier	1											
Février	...	1										
Mars	...	...	1									
Avril	...	...	...	1								
Mai	...	...	...	...	1							
Juin	...	...	...	...	...	1						
Juillet	...	...	...	...	...	...	1					
Août	...	...	...	...	...	...	...	1				
Septembre	...	...	...	...	...	...	...	...	0			
Octobre	...	...	...	...	...	...	...	...	...	0		
Novembre	...	...	...	...	...	...	...	...	...	...	0	
Décembre	...	...	...	...	...	...	...	...	...	...	...	0

On voit dans ce tableau qu'au lieu de compter comme dans le premier tableau : 1 enfant surveillé ayant produit 12 entrées, nous avons 1 enfant surveillé ayant produit 8 entrées et nous pouvons établir quand même une proportion de décès dans la catégorie d'âge de 7 à 8 mois où il s'en est produit 1, puisque nous avons une entrée d'enfant dans cette catégorie d'âge.

Voici le principe posé, il n'y a plus qu'à l'appliquer; toutefois, il n'est peut-être pas inutile d'indiquer le résultat de notre exposé qui se résume à faire simultanément deux opérations.

Faire passer les nourrissons dans toutes les catégories d'âge mensuelles qu'ils traversent, mais en tenant scrupuleusement compte des mutations qui se produisent.

Ceci dit, reprenons la période d'âge de 0 à 2 ans, pendant laquelle, d'après la loi, les nourrissons doivent être surveillés.

Quel que soit le temps de la surveillance, un enfant ne peut toujours, pendant une année, donner lieu que de 1 à 12 entrées.

S'il entre à l'âge de 0 à 1 mois et qu'il reste placé plus d'un an, cet enfant devra passer, il est vrai, dans la catégorie d'âge du douzième au treizième mois, mais il se trouvera porté dans la comptabilité de l'année suivante comme restant inscrit de l'année précédente.

Donc, annuellement, un enfant ne peut donner lieu que de 1 à 12 entrées.

La manière la plus théorique de présenter les résultats du service selon le principe qui vient d'être exposé, consiste à établir la statistique sous forme de comptabilité ayant d'un côté :

Les nombres d'entrées d'enfants dans toutes les catégories d'âge de leur inscription et de leur passage ensuite au fur et à mesure qu'ils passent d'une catégorie d'âge dans la suivante;

D'un autre côté :

Les sorties de ces enfants résumant toutes les mutations qui les concernent : retraits, décès, limite d'âge.

Le tableau suivant donne la forme de cette comptabilité infantile :

	ENTRÉES									SORTIES								
	CATÉGORIES D'AGE									CATÉGORIES D'AGE								
	0 à 1 mois.	1 à 2 mois.	2 à 3 mois.	3 à 4 mois.	4 à 5 mois.	5 à 6 mois.	6 à 7 mois.	7 à 8 mois.	etc.	0 à 1 mois.	1 à 2 mois.	2 à 3 mois.	3 à 4 mois.	4 à 5 mois.	5 à 6 mois.	6 à 7 mois.	7 à 8 mois.	etc.
JANVIER.......... Placements	4	3	1	»	2	»	1	»		1	»	»	»	1	»	»	»	
FÉVRIER { Reste du mois précédent.	»	3	3	1	»	1	»	1										
FÉVRIER { Placements............	5	1	2	»	»	2	»	»										
TOTAUX...........	5	4	5	1	»	3	»	1		2	1	4	1	»	»	»	1	
MARS { Reste du mois précédent.	»	3	3	1	»	»	3	»										
MARS { Placements............	4	2	»	3	»	1	»	»										
TOTAUX...........	4	5	3	4	»	1	3	»		1	3	»	2	»	»	1	»	
	etc.........									etc.........								

Nous n'avons, dans cet extrait de tableau, qu'ébauché les résultats afin de ne pas compliquer inutilement les exemples. C'est ainsi qu'au lieu de diviser les catégories d'âge d'entrées et celles de sorties en 24 colonnes, nous n'en avons pris que 8 ; de même que pour les mois de l'année, nous n'avons opéré que sur les trois prémiers.

Ce qui sera compris pour 8 catégories d'âge et pour 3 mois le sera également pour 24 catégories d'âge et pour 12 mois.

Toutefois, dans ce tableau, il n'y a pas, pour le mois de janvier, de totaux d'entrées, c'est parce que, par hypothèse, nous commençons un service, mais dans la pratique, le mois de janvier se trouve également avoir une ligne de totaux, puisqu'il doit d'abord relever les enfants restant du mois de décembre précédent.

Maintenant nous allons expliquer les quelques chiffres portés dans cet extrait de tableau.

Dans le mois de janvier, nous n'avons eu qu'à enregistrer nos entrées et nos sorties ; c'est en février seulement que va commencer la comptabilité et où l'on verra de suite l'utilité de faire passer les enfants dans leurs catégories d'âge effectives.

Ainsi qu'il a été expliqué dans l'exposé du principe, il y a en ce moment deux opérations à faire simultanément.

Prenons le chiffre d'entrée de la première colonne d'âge de janvier, qui est 4. Ces quatre enfants étaient, au mois de janvier, âgés de 0 à 1 mois et ont été portés dans la colonne d'âge de 0 à 1 mois.

Au mois de février, ces quatre enfants auront 1 mois de plus, c'est-à-dire seront âgés de 1 à 2 mois, et, par suite, doivent passer dans la catégorie d'âge suivante.

Nous les inscrivons donc dans la colonne d'âge de 1 à 2 mois, mais d'un autre côté nous avons dans les sorties du mois de janvier un enfant retiré et âgé de 0 à 1 mois ; ce n'est donc plus 4, mais 3 enfants que nous devons porter de la catégorie d'âge de 0 à 1 mois dans celle de 1 à 2 mois.

Cet exemple suffit à expliquer comment les trois enfants, âgés de 1 à 2 mois en janvier, sont passés en février dans la catégorie d'âge de 2 à 3 mois, et pourquoi aussi sur les 2 enfants de 4 à 5 mois inscrits en janvier, il n'en est passé qu'un en février dans la colonne d'âge de 5 à 6 mois puisque sur ces deux enfants entrés en janvier nous en trouvons 1 de sorti dans le même mois.

Les totaux du mois de février, comme de tout autre mois de l'année, comprennent donc deux éléments :

D'une part, sous le titre : « Reste du mois précédent » : tous les enfants du mois de janvier (moins ceux qui sont sortis), en les faisant avancer d'une catégorie d'âge.

Et, d'autre part, sous le titre : « Placements », tous les enfants mis en nourrice pendant le mois, en les inscrivant dans la catégorie de leur âge au moment de leur placement.

La comptabilité du mois de février se résume dans les chiffres suivants :

Comme entrées :		*Comme sorties :*	
5	enfants de 0 à 1 mois.	2	enfants de 0 à 1 mois.
4	— de 1 à 2 —	1	— de 1 à 2 —
5	— de 2 à 3 —	4	— de 2 à 3 —
1	— de 3 à 4 —	1	— de 3 à 4 —
0	— de 4 à 5 —	0	— de 4 à 5 —
3	— de 5 à 6 —	0	— de 5 à 6 —
0	— de 6 à 7 —	0	— de 6 à 7 —
1	— de 7 à 8 —	1	— de 7 à 8 —

Pour établir la situation du mois de mars, nous opérons de même que pour le mois de février : faire passer tous les enfants restant du mois précédent dans la colonne d'âge suivante, en tenant toujours compte de ceux sortis pendant le même mois précédent.

Donc, des enfants de 0 à 1 mois surveillés en février, il en est sorti 2, d'où un reste de 3 pour le mois de mars à porter dans la colonne de 1 à 2 mois.

Sur les 4 enfants de 1 à 2 mois il en est sorti 1, d'où 3 enfants à inscrire dans la colonne d'âge suivante de 2 à 3 mois.

Sur les 5 enfants de 2 à 3 mois, il en est sorti 4, d'où 1 enfant à reporter dans la colonne de 3 à 4 mois ; mais ici nous devons déjà faire remarquer que nous retirons 4 enfants de la catégorie d'âge de 2 à 3 mois, et qu'en réalité il n'y a eu que 2 enfants de cet âge de placés en nourrice en février ; on voit déjà poindre la cause d'erreur.

Sur l'enfant surveillé de 3 à 4 mois, il en est sorti 1, donc aucun enfant de cet âge n'est à inscrire dans la colonne suivante.

Dans ce dernier cas, la cause de l'erreur classique que nous combattons est manifeste.

Nous relevons une sortie dans une catégorie d'âge où il n'a pas été placé de nourrissons.

Si on n'avait pas eu soin de faire passer au mois de février dans la colonne d'âge de 3 à 4 mois, l'enfant inscrit en janvier dans la colonne d'âge de 2 à 3 mois, comment pourrait-on tenir compte de la sortie relevée dans la catégorie d'âge de 3 à 4 mois, puisqu'aucun enfant n'a été inscrit dans cette catégorie d'âge.

On voit donc l'utilité incontestable de faire passer tous les enfants dans les catégories d'âge qu'ils traversent réellement.

Il nous reste encore 3 enfants de 5 à 6 mois du mois de février, sur lesquels aucune sortie ne s'étant produite, qui doivent passer en mars dans la colonne de 6 à 7 mois.

Enfin, il y avait encore au mois de février 1 enfant d'inscrit dans la colonne d'âge de 7 à 8 mois, mais comme il y a également une sortie de 7 à 8 mois, il n'y aurait pas lieu s'il y avait d'autres colonnes d'âge, de faire entrer cet enfant dans la colonne suivante.

Nous remarquons encore que cette sortie de 7 à 8 mois ne se produit pas sur un enfant inscrit en février, mais bien sur un enfant inscrit en janvier et reporté en février dans la colonne de son âge réel.

Nous établissons donc le mois de mars ainsi qu'il suit :

Reste du mois précédent.

3 enfants de 1 à 2 mois
3 — de 2 à 3 mois
1 — de 3 à 4 mois
0 — de 4 à 5 mois
0 — de 5 à 6 mois
3 — de 6 à 7 mois

Placements.

4 enfants de 0 à 1 mois
2 — de 1 à 2 mois
0 — de 2 à 3 mois
3 — de 3 à 4 mois
0 — de 4 à 5 mois
1 — de 5 à 6 mois

et ainsi de suite pour tous les autres mois.

Il paraît superflu de continuer ainsi toute une année une théorie qui est suffisamment expliquée et nous allons présenter un tableau complet tel qu'il doit être et avec des chiffres relevés sur les registres, en commençant, ainsi que cela doit se faire, à inscrire au mois de

www.ingramcontent.com/pod-product-compliance
Lightning Source LLC
LaVergne TN
LVHW050518160826
845677LV00003B/1198

9782329623603